KOCHBUCH FÜR HISTAMINARME LEBENSMITTEL

Leckere, leicht verständliche Rezepte und Speisepläne zur Behandlung einer Histaminintoleranz.

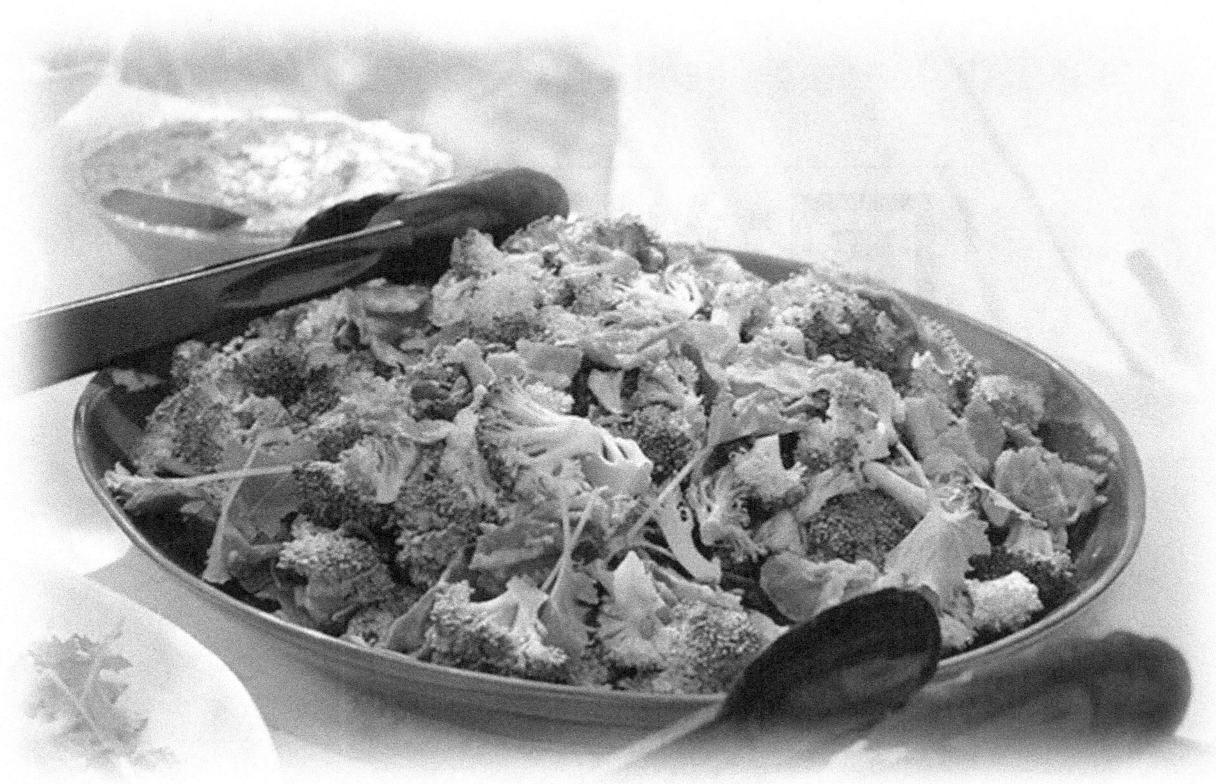

CHRISTIANA WHITE

Erhalten Sie Zugriff auf weitere Bücher

HAFTUNGSAUSSCHLUSS

Die Rezepte in diesem Kochbuch dienen ausschließlich zu Informationszwecken und stellen keinen medizinischen oder professionellen Rat dar. Obwohl Autor und Herausgeber alle Anstrengungen unternommen haben, um die Genauigkeit und Wirksamkeit der Rezepte sicherzustellen, sind sie nicht für etwaige Nebenwirkungen oder Folgen verantwortlich, die sich aus der Verwendung der hierin enthaltenen Vorschläge ergeben.

Die Informationen in diesem Kochbuch ersetzen keine professionelle Beratung. Lesern wird empfohlen, einen Arzt oder einen Koch zu konsultieren, bevor sie wesentliche Änderungen an ihrer Ernährung oder ihren Kochgewohnheiten vornehmen.

Die Nährwertangaben sind ungefähre Angaben und sollten nur als Richtlinie verwendet werden. Abweichungen können aufgrund der Produktverfügbarkeit, der Lebensmittelzubereitung, der Portionsgröße und anderer Faktoren auftreten.

Autor und Herausgeber lehnen jegliche Haftung im Zusammenhang mit der Verwendung dieser Informationen ab. Es liegt in der Verantwortung des Lesers, den Wert und die Qualität von Rezepten oder Anweisungen zur Zubereitung von Speisen zu beurteilen und die Nährstoffangemessenheit der zu verzehrenden Lebensmittel zu bestimmen.

ÜBER DEN AUTOR

Wenn Sie nach schmackhaften und nahrhaften Kochbüchern suchen, die Wellness in eine wunderbare Reise verwandeln, ist Christiana White die richtige Autorin. Sie geht das Kochen aus einem neuen Blickwinkel an und hat eine Leidenschaft für die Zubereitung gesunder Speisen.

Motiviert von ihrem eigenen Streben nach Gesundheit sind Christianas Bücher auf Amazon voller köstlicher Rezepte, die zeigen, dass gesundes Essen sowohl einfach als auch angenehm sein kann. Ihre kreative Methode macht Kochen für alle Könnerstufen zugänglich, indem sie ganze, einfache Lebensmittel mit Aromen aus der ganzen Welt verbindet.

Leser von Christianas Gerichten schwärmen von der wohltuenden Wirkung, die ihre Speisen auf ihr Leben außerhalb der Küche haben. Ihre Bücher sind mehr als nur Rezepte; sie sind Anleitungen für eine glücklichere, bessere Lebensweise, die alles von mehr Energie bis zu einer neu belebten Leidenschaft fürs Kochen bringt.

Entdecken Sie gemeinsam mit Christiana, wie Sie Ihre Mahlzeiten zu einem zufriedenstellenden und freudvollen Erlebnis machen. Entdecken Sie die wunderbare Schnittstelle zwischen Gesundheit und Geschmack , indem Sie in die farbenfrohe Welt ihrer Kochbücher eintauchen.

INHALTSVERZEICHNIS.

EINFÜHRUNG

Haben Sie schon einmal das Gefühl gehabt, dass Ihr Körper gegen die Mahlzeiten kämpft, die Sie gerne essen? Unerwartete Symptome können Hautausschläge, Kopfschmerzen und Magenprobleme sein. Wenn Ihnen das ähnlich vorkommt, sind Sie nicht allein. Millionen von Menschen leiden an Histaminintoleranz, einer Erkrankung, bei der der Körper Schwierigkeiten hat, Histamin abzubauen, eine Chemikalie, die in vielen alltäglichen Lebensmitteln enthalten ist.

Wenn Sie unter einer Histaminempfindlichkeit leiden, kann es schwierig sein, sich in der kulinarischen Welt zurechtzufinden. Es ist stressig, wunderbare Mahlzeiten und gesellschaftliche Anlässe zu verpassen, weil Sie ständig Angst haben, eine Reaktion auszulösen. Aber ich bin hier, um Ihnen zu sagen, dass es nicht so sein muss.

Stellen Sie sich ein Leben vor, in dem Sie köstliche Mahlzeiten genießen können, ohne Angst vor einem Histaminüberschuss haben zu müssen. Ein Leben, in dem Sie mutig neue Gerichte und Zutaten ausprobieren können, in dem Wissen, dass Sie davon nicht unglücklich werden. Das ist das Versprechen dieses Kochbuchs.

Auf diesen Seiten finden Sie zahlreiche verlockende Rezepte, die sowohl köstlich als auch histaminarm sind. Von herzhaften Frühstücken bis zu sättigenden Abendessen, von leckeren Snacks bis zu köstlichen Süßigkeiten – dieses Kochbuch hat für jeden etwas zu bieten. Aber es sind nicht nur Rezepte. Sie werden wichtige Methoden entdecken, um mit Histaminintoleranz umzugehen, sich im Supermarkt zurechtzufinden und selbstbewusst auswärts zu essen.

Als jemand, der diesen Weg selbst gegangen ist, verstehe ich die Schwierigkeiten, mit denen Sie konfrontiert sind. Ich habe unzählige Stunden damit verbracht, histaminarme Küche zu erforschen und zu experimentieren, und freue mich, meine Erkenntnisse und Erfahrungen mit Ihnen zu teilen.

Dieses Kochbuch ist Ihre Eintrittskarte in eine Welt voller kulinarischer Möglichkeiten. Es ist eine Einladung, die Freude am Essen wiederzuentdecken, Ihren Körper mit gesunden Lebensmitteln zu ernähren und Ihre Gesundheit und Ihr Wohlbefinden zurückzugewinnen. Lassen Sie uns diese erstaunliche Reise gemeinsam antreten!

KAPITEL EINS

Die Wissenschaft der Histamine

Histamin, eine natürlich vorkommende Chemikalie in unserem Körper, ist für die Immunreaktion, die Verdauung und die Gehirnfunktion unerlässlich. Bei Menschen mit Histaminintoleranz kann diese normalerweise nützliche Chemikalie jedoch Unbehagen und Schmerzen verursachen.

Was ist Histamin?

Histamin ist ein chemischer Botenstoff, der zur Gruppe der biogenen Amine gehört. Es wird von zahlreichen Körperzellen, vor allem Mastzellen und Basophilen, als Teil der Reaktion des Immunsystems auf Allergene, Verletzungen oder Infektionen produziert.

Wie wirkt Histamin?

Wenn der Körper eine wahrgenommene Bedrohung, wie beispielsweise ein Allergen, erkennt, geben Mastzellen Histamin in den Blutkreislauf ab. Histamin bindet sich dann an bestimmte Rezeptoren (H1, H2, H3 und H4) auf verschiedenen Zellen im ganzen Körper und löst eine Reihe von Ereignissen aus.

Diese Reaktionen können zu einer Reihe von Symptomen führen, darunter:

- Hautsymptome: Juckreiz, Nesselsucht, Erröten
- Symptome der Atemwege: Niesen, laufende Nase, Verstopfung, Asthma.
- Zu den Verdauungssymptomen zählen Übelkeit, Erbrechen, Durchfall und Bauchschmerzen.
- Herz-Kreislauf-System: Herzrasen und niedriger Blutdruck.
- Nervensystem: Kopfschmerzen, Schwindel und Angst.

Histaminintoleranz verstehen

Eine Histaminintoleranz liegt vor, wenn der Histaminspiegel die Fähigkeit des Körpers übersteigt, es abzubauen. Dazu können mehrere Faktoren beitragen, darunter:

- Reduzierte DAO-Enzymaktivität: Diaminoxidase (DAO) ist das wichtigste Enzym, das aufgenommenes Histamin abbaut. Personen mit Histaminintoleranz haben häufig eine verminderte DAO-Aktivität, was zu einer Ansammlung von Histamin im Körper führt.
- Erhöhte Histaminproduktion: Bestimmte Nahrungsmittel und Umweltfaktoren können dazu führen, dass Mastzellen übermäßig viel Histamin freisetzen.
- Gestörter Histamin-Stoffwechsel: Genetische Unterschiede oder bestimmte Medikamente können die Fähigkeit des Körpers, Histamin effizient zu verstoffwechseln, beeinträchtigen.

Die histaminarme Diät zielt darauf ab, die Gesamthistaminbelastung des Körpers zu minimieren, indem histaminreiche Nahrungsmittel vermieden oder eingeschränkt werden und gleichzeitig Nahrungsmittel bevorzugt werden, die wenig Histamin enthalten und/oder den Histaminabbau unterstützen. Personen mit Histaminintoleranz können von dieser Methode hinsichtlich der Linderung ihrer Symptome und einer verbesserten Lebensqualität profitieren.

Während die Vermeidung histaminreicher Mahlzeiten zur Kontrolle der Histaminempfindlichkeit von entscheidender Bedeutung ist, ist es auch notwendig, auf Folgendes zu achten:

- Nährstoffreiche Lebensmittel: Essen Sie vollwertige, unverarbeitete Lebensmittel mit einem hohen Gehalt an Nährstoffen, Vitaminen und Mineralien, um die allgemeine Gesundheit und das Wohlbefinden zu fördern.
- Darmgesundheit: Eine gesunde Darmflora hilft, den Histaminspiegel zu regulieren. Probiotika und Präbiotika können helfen, eine gesunde Darmflora aufrechtzuerhalten.
- Stressbewältigung: Chronischer Stress kann die Symptome einer Histaminintoleranz verschlimmern. Die Suche nach geeigneten Stressbewältigungstechniken wie Yoga, Meditation oder das Verbringen von Zeit im Freien kann therapeutisch sein.

Dieses Kochbuch soll Ihnen das Wissen und die Werkzeuge vermitteln, die Sie benötigen, um mit einer histaminarmen Ernährung erfolgreich zu sein. Sie können die Kontrolle über Ihre Gesundheit und Ihr Wohlbefinden zurückgewinnen, indem Sie sich über die Wissenschaft des Histamins informieren und fundierte Entscheidungen bezüglich Ihrer Lebensmittel treffen.

<u>Die Vorteile einer histaminarmen Ernährung</u>

Für viele Menschen, die an Histaminintoleranz leiden, kann der Beginn einer histaminreduzierten Ernährung ein lebensveränderndes Ereignis sein. Durch bewusste Ernährungsentscheidungen und das Verständnis der Komplexität des Histaminstoffwechsels können Sie neben der Linderung der Symptome eine Fülle von Vorteilen erzielen.

Reduzierte oder beseitigte Symptome.

Der unmittelbarste und wichtigste Vorteil einer histaminreduzierten Ernährung besteht darin, dass sie die Symptome einer Histaminintoleranz verringert oder sogar eliminiert. Indem Sie histaminreiche Mahlzeiten vermeiden oder einschränken und sich auf solche konzentrieren, die den Histaminabbau fördern, können Sie Linderung von Folgendem erfahren:

- Zu den Verdauungssymptomen zählen Übelkeit, Erbrechen, Durchfall , Magenschmerzen, Blähungen und saures Aufstoßen.
- Zu den Hautproblemen zählen Juckreiz, Nesselsucht, Ekzeme und Erröten.
- Atemwegsprobleme: laufende Nase, verstopfte Nase, Niesen und Asthma.
- Kopfschmerzen und Migräne: Histamin ist bekanntermaßen Auslöser von Kopfschmerzen und Migräne. Eine histaminarme Ernährung kann deren Auftreten und Schweregrad erheblich minimieren.
- Müdigkeit und Konzentrationsschwierigkeiten: Ein Histamin-Ungleichgewicht kann zu Müdigkeit, Konzentrationsschwierigkeiten und Konzentrationsschwierigkeiten führen. Eine histaminreduzierte Ernährung kann die geistige Klarheit und das Energieniveau steigern.

Verbesserte Darmgesundheit

Das Darmmikrobiom spielt eine wichtige Rolle bei der Histaminregulierung. Eine histaminarme Ernährung legt häufig Wert auf vollwertige, unverarbeitete Lebensmittel, die eine gesunde Darmmikrobiota aufrechterhalten können. Dies kann zu Folgendem führen:

- Verbesserte Verdauung: Eine gesunde Darmflora kann die Verdauung und Nährstoffaufnahme verbessern, was zu weniger Blähungen, Blähungen und Schmerzen führt.
- Stärkeres Immunsystem: Ein gesunder Magen ist entscheidend für ein starkes Immunsystem. Sie können das Immunsystem Ihres Körpers stärken, indem Sie ein gesundes Mikrobiom fördern.
- Reduzierte Entzündung: Ein gesundes Darmmikrobiom kann dazu beitragen, systemische Entzündungen zu verringern, die mit einer Vielzahl chronischer Erkrankungen in Verbindung stehen.

Verbessertes allgemeines Wohlbefinden

Eine histaminarme Ernährung kann enorme Auswirkungen auf Ihr allgemeines Wohlbefinden haben.

- Mehr Energie: Wenn Sie Mahlzeiten vermeiden, die eine Histaminausschüttung verursachen, und den effektiven Histaminabbau fördern, werden Sie sich energiegeladener und vitaler fühlen.
- Bessere Stimmung: Studien weisen auf einen Zusammenhang zwischen Darmgesundheit und psychischem Wohlbefinden hin. Eine histaminarme Ernährung kann Ängste, Melancholie und Stimmungsschwankungen lindern.

- Besserer Schlaf: Histaminintoleranz kann die Schlafgewohnheiten beeinträchtigen. Eine histaminreduzierte Ernährung kann zu tieferem, ruhigerem Schlaf führen.
- Verbesserte Fokussierung und Konzentration: Durch die Minimierung von Gehirnnebel und Müdigkeit trägt eine histaminreduzierte Ernährung zur Steigerung der kognitiven Leistungsfähigkeit und Konzentration bei.

Es ist wichtig zu beachten, dass jeder Mensch anders mit Histaminintoleranz umgeht. Eine histaminarme Ernährung kann zwar mehrere Vorteile bieten, es ist jedoch wichtig, einen Gesundheitsexperten oder zertifizierten Ernährungsberater zu konsultieren, um die Ernährung an Ihre individuellen Bedürfnisse und Empfindlichkeiten anzupassen.

Die Umstellung auf einen histaminarmen Lebensstil lindert nicht nur die Symptome, sondern ebnet auch den Weg zu besserer Gesundheit, Vitalität und neuer Lebensfreude.

Detaillierte Nahrungsmittellisten: Was Sie genießen und was Sie vermeiden sollten.

Für Menschen, die an Histaminintoleranz leiden, kann der Beginn einer histaminreduzierten Diät eine lebensverändernde Erfahrung sein. Um die Symptome wirksam zu behandeln, müssen Sie wissen, welche Mahlzeiten Sie zu sich nehmen und welche Sie vermeiden sollten.

Lebensmittel, die Sie genießen sollten: Diese Lebensmittel gelten im Allgemeinen als histaminarm und können problemlos in Ihre Ernährung aufgenommen werden:

- Frisches Fleisch und Geflügel: Wählen Sie gekühlte, gefrorene oder frische Stücke von Huhn, Pute und anderem Fleisch.
- Frischer/gefrorener Fisch: Achten Sie auf histaminfreie Optionen wie Seehecht, Forelle und Scholle.
- Eier: Konzentrieren Sie sich auf das Eigelb, da es weniger Histamin enthält.
- Frisches Obst enthält im Allgemeinen wenig Histamin, mit Ausnahme von Erdbeeren, Zitrusfrüchten und Avocados. Äpfel, Birnen und Pfirsiche sind hervorragende Alternativen.
- Frisches Gemüse: Vieles davon ist unbedenklich, wie Artischocken, Spargel, Brokkoli, Karotten und Kartoffeln. Vermeiden Sie Tomaten, Auberginen und Spinat.
- Getreide: Reis, Hafer, Hirse und glutenfreie Alternativen wie Amaranth und Quinoa werden oft gut vertragen.
- Milchalternativen: Ziegen- und Schafsmilch sowie deren Produkte können geeignete Ersatzstoffe sein.

- Kräuter und Gewürze: Obwohl die meisten frischen Kräuter einen niedrigen Histamingehalt aufweisen, ist es wichtig, die individuelle Verträglichkeit zu prüfen.

Zu vermeidende Lebensmittel: Diese Lebensmittel sind bekanntermaßen reich an Histamin oder können Histamin im Körper produzieren und sollten grundsätzlich vermieden werden:

- Gereifte und fermentierte Lebensmittel: Beispiele sind gereifter Käse, fermentiertes Gemüse und Fleisch wie Salami und Schinken.
- Alkoholische Getränke: Wein, Bier und Champagner enthalten viel Histamin.
- Konserven und verarbeitete Lebensmittel: Sie enthalten häufig zusätzliche Konservierungsstoffe, die den Histaminspiegel erhöhen können.
- Bestimmte Meeresfrüchte: Fisch- und Schalentierkonserven können mehr Histamin enthalten.
- Essensreste: Da der Histaminspiegel mit der Zeit ansteigen kann, sollten Sie diese vorzugsweise frisch verzehren.
- Bestimmte Obst- und Gemüsesorten: Zitrusfrüchte, Bananen, Avocados, Tomaten und Spinat können problematisch sein.
- Vermeiden Sie Essig und essighaltige Lebensmittel wie Ketchup, Mayonnaise und eingelegte Speisen.
- Gewürze: Bestimmte Gewürze wie Chilipulver und Zimt können die Freisetzung von Histamin verursachen.

Die individuelle Verträglichkeit ist unterschiedlich. Hören Sie also auf Ihren Körper und sprechen Sie mit einem Gesundheitsexperten oder Ernährungsberater, um die Ernährung an Ihre persönlichen Bedürfnisse anzupassen. Das Führen eines Ernährungstagebuchs kann sehr hilfreich sein, um herauszufinden, welche Lebensmittel für Sie am besten geeignet sind. Wenn Sie diese Grundsätze befolgen, können Sie eine Ernährung entwickeln, die Ihre Gesundheit fördert und histaminbedingte Symptome reduziert.

Einkaufsliste: Must-Have-Zutaten

Eine histaminarme Ernährung muss weder teuer noch schwierig sein. Wenn Sie Wert auf frische, unkomplizierte Zutaten legen, können Sie leckere Mahlzeiten zubereiten, die sowohl erschwinglich sind als auch den Anforderungen an einen niedrigen Histamingehalt entsprechen. Hier ist eine Einkaufsliste mit unverzichtbaren Zutaten, die wenig Histamin enthalten, leicht erhältlich und preisgünstig sind:

Proteine:

- Frisch verpackte oder gefrorene Hähnchenbrüste, -schenkel und -keulen.
- Pute (frisch geschnitten oder gehackt)
- Frischer oder schnell aufgetauter gefrorener Fisch (Seelachs, Kabeljau, Forelle, Weißfisch).

Milchprodukte und Milchersatzprodukte:

- Frische Milch (Kuh, Ziege oder Schaf).
- Butter, ungesalzen
- Sahne (zum Kochen oder Schlagen)
- Frischkäse (Mozzarella, Hüttenkäse, Mascarpone und Ricotta).

Getreide und Cerealien:

- Kartoffeln (alle Arten).

- Maiskörner (frisch oder gefroren).

- Reis (weiß, braun und Basmati)

- Hafer (gerollt oder grob geschnitten)

- Nudeln, normal oder glutenfrei.

- Backwaren (frisch gebackenes Brot und Brötchen).

Früchte und Gemüse:

- Äpfel.

- Pfirsiche.

- Aprikosen.

- Melonen (Cantaloupe- und Honigmelonen)

- Mango.

- Persimmon

- Litschi.

- Kirschen.

- Brombeeren.

- Blaubeeren.

- Kokosnuss (frisch, Milch und Wasser)

Nüsse und Samen:

- Macadamianüsse.

- Kastanien.

Gewürze, Fette und Öle:

- Olivenöl (extra vergine).

- Kokosnussöl

- Sonnenblumenöl.

- Salz (Jodsalz oder Meersalz)

- Frische Kräuter: Petersilie, Koriander, Basilikum
- Knoblauch (frische Zehen).
- Ingwer (frische Wurzeln)

Süßigkeiten:

- Zucker (weiß, braun)
- Honig (vorzugsweise aus der Region und roh)

Diese Liste dient als gute Grundlage für Ihre histaminarme Küche und ermöglicht Ihnen die Zubereitung einer Vielzahl von Gerichten, ohne Ihr Budget zu überschreiten. Denken Sie daran, die Frische und die Lagerungsbedingungen der Zutaten sorgfältig zu überprüfen, da der Histaminspiegel mit der Zeit ansteigen kann.

Werkzeuge und Zubehör für einfaches histaminarmes Kochen

Wenn Sie Ihre Küche mit den richtigen Werkzeugen ausstatten, können Sie leichter hervorragende histaminarme Mahlzeiten zubereiten. Hier ist eine Liste der notwendigen Werkzeuge und Geräte, die Ihre kulinarische Reise erleichtern:

- Kochmesser: Ein hochwertiges Kochmesser ist ein Mehrzweckinstrument zum Schneiden, Hobeln und Würfeln von Gemüse, Obst und Fleisch.
- Schälmesser: Ideal für kleine Aufgaben wie das Schälen von Obst und Gemüse und das Entfernen der Kerne.
- Schneidebrett: Wählen Sie ein langlebiges Schneidebrett aus Holz oder Kunststoff. Vermeiden Sie Bambus, da sich darin Bakterien ansiedeln können.

- Rührschüsseln: Rührschüsseln in verschiedenen Größen sind beim Vorbereiten von Zutaten, Marinieren oder Anrühren von Salaten hilfreich.
- Messbecher und -löffel: Für ein gelungenes Gericht ist das richtige Maß unerlässlich.
- Töpfe und Pfannen: Kaufen Sie ein paar hochwertige Töpfe und Pfannen, darunter einen Kochtopf, eine Bratpfanne und einen größeren Topf für Suppen und Eintöpfe. Wählen Sie zwischen Kochgeschirr aus Edelstahl, Gusseisen und Emaille. Vermeiden Sie antihaftbeschichtete Pfannen, da die Beschichtung Chemikalien enthalten kann, die Histaminreaktionen hervorrufen.
- Backblech: Perfekt zum Rösten von Gemüse, Backen von Geflügel oder Fisch und zur Herstellung von hausgemachtem Müsli.
- Ein Sieb ist praktisch zum Abtropfen von Nudeln, Abspülen von Gemüse und Waschen von Getreide.
- Schneebesen: Ideal zum Aufschlagen von Eiern, Zubereiten von Salaten und Emulgieren von Soßen.
- Holzlöffel und Spatel: Diese zerkratzen Ihr Kochgeschirr nicht und sind für die Verwendung mit säurehaltigen Zutaten geeignet.
- Zangen sind praktisch, um Fleisch und Gemüse während des Kochens zu wenden.

Mit diesen Werkzeugen in Ihrer Küche können Sie ganz einfach und sicher schmackhafte und gesunde Mahlzeiten mit niedrigem Histamingehalt zubereiten.

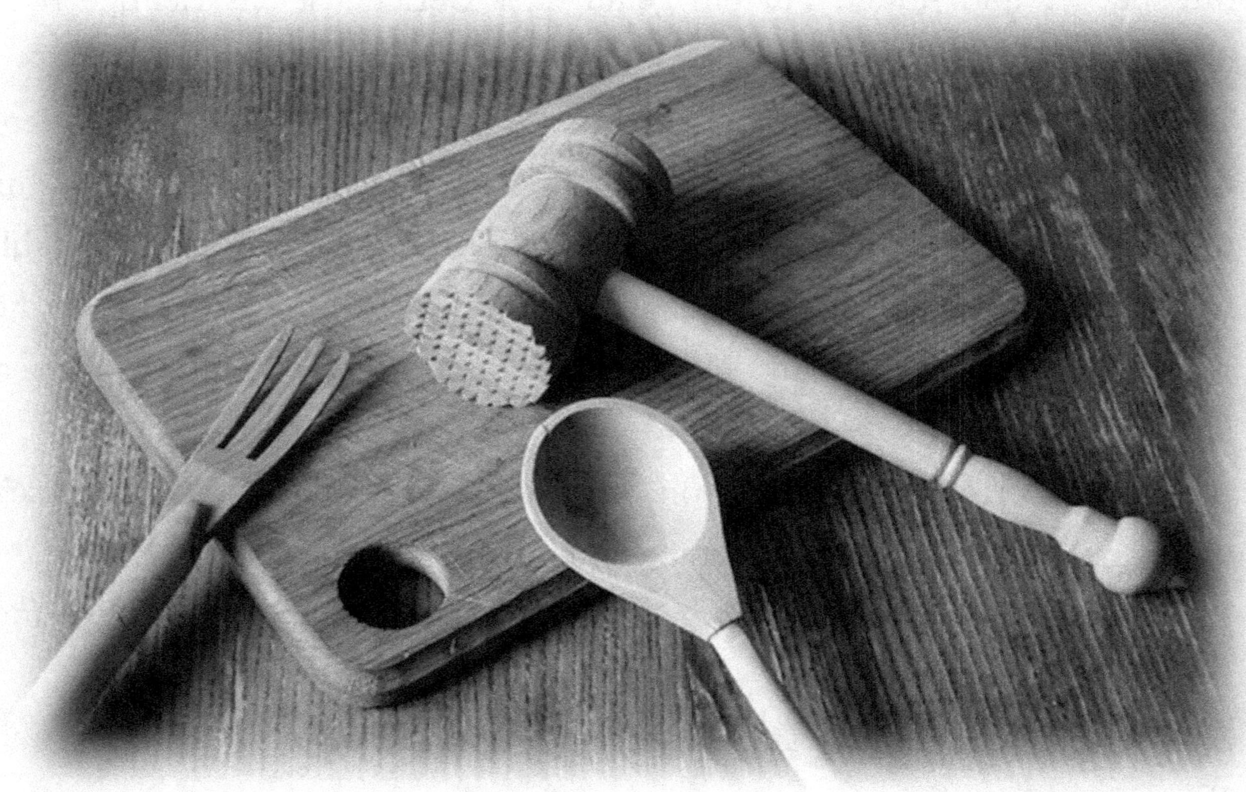

<u>Haferflocken</u>

Portionen: Zwei.

Vorbereitungszeit: 5 Minuten.

Kochzeit: 10 Minuten.

Zutaten:

- Eine Tasse glutenfreie Haferflocken.
- 2 Tassen Wasser oder Reismilch.
- Eine Prise Salz.
- Als optionale Toppings sind frische Blaubeeren, Apfelscheiben und Honig erhältlich.

Anweisungen:

- Erhitzen Sie in einem mittelgroßen Topf das Wasser oder die Reismilch, bis es kocht.
- Haferflocken und Salz untermischen.
- Reduzieren Sie die Hitze auf niedrige Stufe und lassen Sie das Ganze 10 Minuten lang ohne Deckel kochen, wobei Sie gelegentlich umrühren.
- Heiß servieren, mit optionalen Belägen nach Wunsch.

Nährwertangaben : 150 Kalorien, 5 g Eiweiß, 27 g Kohlenhydrate, 3 g Fett und 4 g Ballaststoffe.

Hafermilch Pancakes

Portionen: 4

Vorbereitungszeit: 10 Minuten.

Kochzeit: 15 Minuten.

Zutaten:

- Eine Tasse glutenfreies Hafermehl.
- Eine Tasse Hafermilch.
- Ein Esslöffel Olivenöl.
- Ein Teelöffel Backpulver.
- Eine Prise Salz.

Anweisungen:

- Mischen Sie in einer großen Schüssel Hafermehl, Backpulver und Salz.
- Hafermilch und Olivenöl mit den trockenen Zutaten vermengen und verrühren, bis eine homogene Masse entstanden ist.
- Erhitzen Sie eine beschichtete Pfanne bei mittlerer Hitze und bestreichen Sie sie leicht mit Olivenöl.
- Gießen Sie 1/4 Tasse Teig auf jeden Pfannkuchen und erhitzen Sie ihn, bis Blasen auf der Oberfläche erscheinen. Drehen Sie ihn anschließend um und backen Sie ihn, bis er goldbraun ist.
- Warm servieren.

Nährwertangaben : Kalorien: 120; Eiweiß: 3 g; Kohlenhydrate: 20 g; Fett: 3,5 g.

<u>Histaminarme Waffeln</u>

Portionen: 4

Vorbereitungszeit: 10 Minuten.

Kochzeit: 15 Minuten.

Zutaten:

- 1 Tasse glutenfreie Mehlmischung.
- Eine Tasse Reismilch.
- 1 Esslöffel geschmolzenes Kokosöl.
- Ein Teelöffel Backpulver.
- Eine Prise Salz.

Anweisungen:

- Das Waffeleisen vorheizen.
- Mehl, Backpulver und Salz in einer Rührschüssel vermischen.
- Reismilch und geschmolzenes Kokosöl unterrühren, bis der Teig glatt ist.
- Gießen Sie den Teig in das Waffeleisen und backen Sie ihn gemäß den Anweisungen des Herstellers, bis er goldbraun und knusprig ist.
- Sofort servieren.

Nährwertangaben : 200 Kalorien, 3 g Protein, 30 g Kohlenhydrate und 7 g Fett.

<u>**Proteinreiche Blaubeer-Smoothie-Bowl**</u>

Portionen: 1

Vorbereitungszeit: 5 Minuten.

Zutaten:

- Eine Tasse frische Blaubeeren
- Eine halbe Tasse Reismilch
- 1/4 Tasse Proteinpulver (Reis- oder Erbsenprotein).
- Ein Löffel Chiasamen.
- Eiswürfel nach Bedarf.

Anweisungen:

- Alle Zutaten in einem Mixer vermengen.
- Auf hoher Stufe mixen, bis die Masse glatt und cremig ist.
- In eine Schüssel geben und nach Belieben mit weiteren frischen Blaubeeren oder Chiasamen garnieren.

Nährwertangaben: 250 Kalorien, 20 g Eiweiß, 35 g Kohlenhydrate und 4 g Fett.

<u>**Veganes Granola mit gesalzenem Karamell.**</u>

Portionen: Sechs.

Vorbereitungszeit: 10 Minuten.

Kochzeit: 20 Minuten.

Zutaten:

- Zwei Tassen glutenfreie Haferflocken
- 1/2 Tasse gehackte rohe Mandeln (nach Belieben)
- 1/4 Tasse rohe Kürbiskerne
- Eine viertel Tasse Kokosöl
- Eine viertel Tasse Agavensirup
- Ein Teelöffel Vanilleextrakt.
- Ein halber Teelöffel Meersalz

Anweisungen:

- Heizen Sie den Ofen auf 180 °C (350 °F) vor und legen Sie dann ein Backblech mit Backpapier aus.
- Geben Sie Hafer, Mandeln und Kürbiskerne in eine große Rührschüssel.
- Geben Sie Kokosöl, Agavensirup, Vanilleessenz und Meersalz in einen kleinen Topf und erhitzen Sie alles unter Rühren bei niedriger Hitze, bis alles gut vermischt ist.
- Gießen Sie die flüssigen Bestandteile über die trockenen Zutaten und verrühren Sie sie, bis sie gleichmäßig bedeckt sind.
- Die Mischung gleichmäßig auf dem vorbereiteten Backblech verteilen.
- 20 Minuten backen, dabei nach der Hälfte der Zeit umrühren, oder bis es goldbraun ist.
- Lassen Sie das Müsli auf dem Backblech vollständig abkühlen, es wird beim Abkühlen fester.

Nährwertangaben: 300 Kalorien, 7 g Eiweiß, 35 g Kohlenhydrate und 15 g Fett.

Histaminarmer Apfelkuchen-Smoothie

Portionen: 1

Vorbereitungszeit: 5 Minuten.

Zutaten:

- Ein süßer Apfel, entkernt und in Scheiben geschnitten
- Eine halbe Tasse gefrorene Blumenkohlröschen
- Zwei Esslöffel glutenfreie Haferflocken.
- Ein Esslöffel Macadamia-Nussbutter.
- Eine kleine Scheibe frischer Ingwer.
- Eine Tasse Reismilch.
- Ein Esslöffel Honig (optional)

Anweisungen:

- Alle Zutaten in einem Hochgeschwindigkeitsmixer vermengen.
- Mixen, bis die Masse glatt und cremig ist.
- In ein Glas gießen und sofort trinken.

Nährwertangaben : Kalorien: 383, Eiweiß: 19,5 g, Kohlenhydrate: 52,9 g und Fett: 12,2 g.

<u>Flauschige vegane Grüne Monster-Grünkohl-Pfannkuchen</u>

Portionsgröße: 15 Pfannkuchen.

Vorbereitungszeit: 5 Minuten.

Kochzeit: 25 Minuten.

Zutaten:

- 1-1/2 Tassen Dinkelmehl
- 1/2 Teelöffel Backpulver.
- 1/2 Teelöffel Backpulver.
- 1/4 Teelöffel Salz.
- 3 Esslöffel Agavensirup.
- Eine Tasse Mandelmilch.
- Ein Drittel Tasse Olivenöl
- 1 Teelöffel Apfelessig.
- 1,5 Tassen dicht gepackter frischer Grünkohl
- 3,5 Unzen Apfelmus.

Anweisungen:

- Trockene Zutaten in einer Schüssel vermengen.
- Die flüssigen Zutaten, einschließlich des Grünkohls, glatt rühren.
- Kombinieren Sie die feuchten und trockenen Zutaten.
- Pfannkuchen bei mittlerer Hitze braten, bis sie auf beiden Seiten braun sind.

Histaminarmer Brombeer-Smoothie mit Mangold

Portionen: 1

Vorbereitungszeit: 5 Minuten.

Zutaten:

- 100 g Brombeeren.
- Eine Nektarine
- 45 Gramm Blumenkohlröschen.
- 30 Gramm Regenbogen-Mangold
- 1–2 Esslöffel Macadamiabutter
- 200 ml Reismilch

Anweisungen:

- Alle Zutaten in einem Mixer vermengen.
- Mixen, bis eine glatte Masse entsteht.
- Gekühlt genießen.

Mango-Moringa-Smoothie-Bowl

Portionen: 1

Vorbereitungszeit: 5 Minuten.

Zutaten:

- 1 Tasse Mango (frisch oder gefroren)
- 1/2 Tasse Blumenkohl, gefroren oder leicht gedünstet, abgekühlt.
- Eine Handvoll frische Moringablätter
- 1/4–1/2 Gurke
- 1 Teelöffel Honig (oder flüssiger Süßstoff Ihrer Wahl)

Anweisungen:

- Alle Zutaten vermischen und glatt rühren.
- In eine Schüssel geben und mit Ihren Lieblingszutaten belegen.

<u>Hausgemachtes Müsli</u>

Portionen: 4–5.

Vorbereitungszeit: 5 Minuten.

Kochzeit: 7 Minuten.

Zutaten:

- 1/2 Tasse glutenfreie Haferflocken
- Eine Handvoll Macadamianüsse.
- 2 Esslöffel Leinsamen.
- Eine viertel Tasse Kürbiskerne
- Ein großes Date.
- Eine Kinderpackung Rosinen
- 1 Teelöffel Olivenöl.
- 2 Esslöffel getrocknete Kokosnuss.
- Zwei Esslöffel Quinoa-Puffs.

Anweisungen:

- Heizen Sie den Ofen auf 175 °C (350 °F) vor.
- Hafer, Nüsse, Samen, Rosinen, Datteln und Öl vermischen, bis die gewünschte Konsistenz erreicht ist.
- Backen Sie die Mischung mit Kokos- und Quinoa-Blättern, bis die Kokosnuss gebräunt ist.

Süßkartoffel-Karotten-Suppe mit Ingwer

Portionen: 4

Vorbereitungszeit: 10 Minuten.

Kochzeit: 20 Minuten.

Zutaten:

- Zwei große Süßkartoffeln, geschält und gewürfelt
- 4 große geschälte und geschnittene Karotten.
- Ein Esslöffel Olivenöl.
- 1 Zwiebel, gehackt
- 4 Tassen histaminarme Gemüsebrühe.
- 1 Zoll geriebener frischer Ingwer.
- Salz nach Geschmack.

Anweisungen:

- Erhitzen Sie das Olivenöl in einem großen Topf bei mittlerer Hitze.
- Zwiebeln und Ingwer dazugeben und anbraten, bis sie glasig sind.
- Süßkartoffeln und Karotten dazugeben und 5 Minuten köcheln lassen.
- Mit der Gemüsebrühe aufgießen und aufkochen.
- Reduzieren Sie die Hitze auf ein Köcheln und lassen Sie es 15 Minuten lang kochen, oder bis das Gemüse weich ist.
- Mit einem Stabmixer oder einem herkömmlichen Mixer in mehreren Durchgängen pürieren, bis eine glatte Masse entsteht.
- Mit Salz würzen und heiß servieren.

Nährwertangaben: Kalorien: 180, Eiweiß: 3 g, Kohlenhydrate: 40 g und Fett: 2 g.

Einfach pürierte Radieschen

Portionen: 4

Vorbereitungszeit: 5 Minuten.

Kochzeit: 25 Minuten.

Zutaten:

- Zwei Bund Radieschen, geputzt und halbiert
- Zwei Teelöffel Olivenöl.
- Salz nach Geschmack.

Anweisungen:

- Die Radieschen etwa 20 Minuten lang im Wasser kochen, bis sie weich sind.
- Abgießen und dann wieder in den Topf geben.
- Olivenöl hinzufügen und glatt pürieren.
- Mit Salz würzen und warm servieren.

Nährwertangaben : Kalorien: 70, Eiweiß: 1 g, Kohlenhydrate: 2 g und Fett: 7 g.

Geröstete Spaghettikürbis-Boote

Portionen: Zwei.

Vorbereitungszeit: 10 Minuten.

Kochzeit: 40 Minuten.

Zutaten:

- Ein Spaghettikürbis, halbiert und entkernt
- Ein Esslöffel Olivenöl.
- Salz nach Geschmack.

Anweisungen:

- Heizen Sie den Backofen auf 200 °C (400 °F) vor.
- Die Innenseite jeder Kürbishälfte mit Olivenöl bestreichen und mit Salz würzen.
- Mit der Schnittseite nach unten auf ein Backblech legen und etwa 40 Minuten rösten, oder bis es weich ist.
- Mit einer Gabel die Spaghettistränge herauskratzen.
- Heiß mit histaminarmen Belägen Ihrer Wahl servieren.

Nährwertangaben : Kalorien: 75, Eiweiß: 1,5 g, Kohlenhydrate: 17 g und Fett: 3,5 g.

Pikant sautierter Butternusskürbis

Portionen: 4

Vorbereitungszeit: 10 Minuten.

Kochzeit: 10 Minuten.

Zutaten:

- Ein Butternusskürbis, geschält und gewürfelt
- Zwei Teelöffel Olivenöl.
- Salz nach Geschmack.

Anweisungen:

- Erhitzen Sie das Olivenöl in einer großen Pfanne bei mittlerer Hitze.
- Den Butternusskürbis etwa 10 Minuten anbraten, bis er goldbraun und weich ist.
- Mit Salz würzen und warm servieren.

Nährwertangaben : Kalorien: 90, Eiweiß: 1 g, Kohlenhydrate: 22 g und Fett: 2 g.

Microgreen-Salat mit frischem Ingwer-Dressing.

Portionen: Zwei.

Vorbereitungszeit: 5 Minuten.

Zutaten:

- Zwei Tassen verschiedene Microgreens
- 1 geriebene Karotte.
- 1 Zoll geriebener frischer Ingwer.
- Zwei Teelöffel Olivenöl.
- Ein Esslöffel Apfelessig.
- Ein Teelöffel Honig.
- Salz nach Geschmack.

Anweisungen:

- Mischen Sie in einem kleinen Behälter geriebenen Ingwer, Olivenöl, Apfelessig, Honig und Salz.
- Gründlich schütteln, um das Dressing zu emulgieren.
- Geben Sie die Microgreens und die geriebene Karotte in das Dressing.
- Sofort servieren.

Nährwertangaben : Kalorien: 140, Eiweiß: 2 g, Kohlenhydrate: 10 g und Fett: 10 g.

<u>**Cremige Eintopfsuppe mit Kokosnuss, Ingwer und Karotten**</u>

Portionen: 4

Vorbereitungszeit: 10 Minuten.

Kochzeit: 30 Minuten.

Zutaten:

- Ein Esslöffel Kokosöl.
- Eine kleine Zwiebel, gehackt
- 2 Knoblauchzehen, gehackt
- 2 EL frischer Ingwer, gerieben
- 1 Pfund geschälte und gewürfelte Karotten.
- Eine Dose (14 Unzen) Kokosmilch
- 4 Tassen histaminarme Gemüsebrühe.
- Salz nach Geschmack.

Anweisungen:

- Erhitzen Sie das Kokosöl in einem großen Topf bei mittlerer Hitze.
- Zwiebel, Knoblauch und Ingwer glasig dünsten.
- Die Karotten dazugeben und 5 Minuten köcheln lassen.
- Kokosmilch und Gemüsebrühe dazugeben und aufkochen.
- Reduzieren Sie die Hitze, decken Sie es ab und lassen Sie es etwa 25 Minuten köcheln, oder bis die Karotten weich sind.
- Mit einem Stabmixer die Suppe pürieren, bis sie glatt ist.
- Mit Salz würzen und warm servieren.

Nährwertangaben : Kalorien: 250, Eiweiß: 3 g, Kohlenhydrate: 20 g und Fett: 18 g

Knusprig gebackene Kurkuma-Kartoffeln

Portionen: 4

Vorbereitungszeit: 10 Minuten.

Kochzeit: 30 Minuten.

Zutaten:

- 2 Pfund Babykartoffeln, halbiert.
- 2 Esslöffel Olivenöl.
- Ein Teelöffel Kurkuma
- Salz nach Geschmack.

Anweisungen:

- Heizen Sie den Ofen auf 220 °C (425 °F) vor.
- Die Kartoffeln mit Olivenöl, Kurkuma und Salz vermengen.
- In einer Schicht auf einem Backblech anordnen.
- 30 Minuten backen, bis es knusprig und goldbraun ist.
- Heiß servieren.

Nährwertangaben : Kalorien: 200, Eiweiß: 4 g, Kohlenhydrate: 38 g und Fett: 4 g.

Einfache Crêpes aus Kastanienmehl.

Portionen: acht Crêpes.

Vorbereitungszeit: 5 Minuten.

Kochzeit: 15 Minuten.

Zutaten:

- Eine Tasse Kastanienmehl.
- 1-1/2 Tassen Wasser
- 1 Ei
- Eine Prise Salz.
- Olivenöl zum Kochen.

Anweisungen:

- Kastanienmehl, Wasser, Ei und Salz glatt rühren.
- Stellen Sie eine beschichtete Pfanne auf mittlere Hitze und ölen Sie sie leicht ein.
- Gießen Sie den Teig in dünne Crêpes und erhitzen Sie ihn, bis sich die Ränder lösen.
- Wenden und die andere Seite braten, bis sie braun ist.
- Wiederholen Sie dies mit dem restlichen Teig.
- Mit den gewünschten Füllungen servieren.

Nährwertangaben: Kalorien: 95, Eiweiß: 2 g, Kohlenhydrate: 17 g und Fett: 2 g.

Granatapfel-Sumach-Salatdressing

Portionen: 4

Vorbereitungszeit: 5 Minuten.

Zutaten:

- 1/2 Tasse Granatapfelsaft.
- Ein Esslöffel Olivenöl.
- 1 Teelöffel Sumach.
- 1 Teelöffel Honig.
- 1/2 Teelöffel geriebener Ingwer.

Anweisungen:

- Granatapfelsaft, Olivenöl, Sumach, Honig und Ingwer verquirlen, bis eine glatte Masse entsteht.
- Abschmecken und bei Bedarf nachwürzen.
- Beträufeln Sie Ihren Lieblingssalat damit und mischen Sie alles, bis es bedeckt ist.
- Sofort servieren.

Nährwertangaben: Kalorien: 70, Eiweiß: 0 g, Kohlenhydrate: 8 g und Fett: 4 g.

Nudeln mit Pistazien, Zucchini und Minze.

Portionen: 4

Vorbereitungszeit: 10 Minuten.

Kochzeit: 15 Minuten.

Zutaten:

- 1/4 Tasse ungesalzene Pistazien.
- Eine Knoblauchzehe.
- 1 Teelöffel Thymian.
- 3/4 einer großen Zucchini.
- Salz nach Geschmack.
- Ein Esslöffel Olivenöl.
- Frische Minzblätter.

Anweisungen:

- Pistazien, Knoblauch und Thymian zu einem groben Pulver vermischen.
- Geben Sie Zucchini, Salz, Olivenöl und Minze in einen Mixer und pürieren Sie alles, bis eine glatte Masse entsteht.
- Die restlichen Zucchinischeiben in Olivenöl leicht anbraten.
- Reisnudeln nach Packungsanweisung zubereiten und mit der Sauce verrühren.
- Vor dem Servieren mit frischen Minzblättern garnieren.

Ernährung: Kalorien: 220, Eiweiß: 6 g, Kohlenhydrate: 34 g, Fett: 7 g.

Gerösteter Blumenkohl

Portionen: 4

Vorbereitungszeit: 5 Minuten.

Kochzeit: 20 Minuten.

Zutaten:

- 1 Blumenkohlkopf in Röschen schneiden.
- 2 Esslöffel Olivenöl.
- Salz nach Geschmack.

Anweisungen :

- Heizen Sie den Ofen auf 220 °C (425 °F) vor.
- Den Blumenkohl mit Olivenöl und Salz vermengen.
- Braten, bis die Ränder goldbraun sind.
- Warm servieren.

Nährwertangaben : Kalorien: 107, Eiweiß: 4 g, Kohlenhydrate: 10 g, Fett: 7 g

<u>Süßkartoffeltoast.</u>

Portionen: 4

Vorbereitungszeit: 5 Minuten.

Kochzeit: 30 Minuten.

Zutaten:

- Zwei riesige Süßkartoffeln, in 0,6 cm dicke Scheiben geschnitten.
- Olivenöl zum Bestreichen.

Anweisungen:

- Heizen Sie den Ofen auf 350 °F vor.
- Süßkartoffelscheiben mit Olivenöl bestreichen.
- Backen, bis die Ränder knusprig sind.
- Mit histaminarmen Belägen servieren.

Nährwertangaben : Kalorien: 112; Eiweiß: 2 g; Kohlenhydrate: 26 g; Fett: 0,1 g.

<u>Einfache Kräuterhirse</u>

Portionen: 4

Vorbereitungszeit: 5 Minuten.

Kochzeit: 20 Minuten.

Zutaten:

- Eine Tasse Hirse.
- Zwei Gläser Wasser.
- Ein Esslöffel Olivenöl.
- Frische Kräuter (Thymian und Petersilie)
- Salz nach Geschmack.

Anweisungen:

• Hirse waschen und im Wasser weich kochen.

• Olivenöl, frische Kräuter und Salz untermischen.

• Vor dem Servieren mit einer Gabel auflockern.

Nährwertangaben : Kalorien: 207, Eiweiß: 6 g, Kohlenhydrate: 41 g, Fett: 3,5 g

<u>Kürbissuppe</u>

Portionen: 4

Vorbereitungszeit: 10 Minuten.

Kochzeit: 30 Minuten.

Zutaten:

- Ein kleiner Kürbis, geschält und gewürfelt
- 1 Zwiebel, gehackt
- 2 Esslöffel Olivenöl.
- 4 Tassen histaminarme Gemüsebrühe.
- Mit Salz und Pfeffer abschmecken.

Anweisungen:

- Die Zwiebel in Olivenöl glasig dünsten.
- Den Kürbis dazugeben und einige Minuten köcheln lassen.
- Mit der Brühe aufgießen und aufkochen.
- Köcheln lassen, bis der Kürbis weich ist.
- Mixen, bis eine glatte Masse entsteht, dann mit Salz und Pfeffer würzen.
- Heiß servieren.

Nährwertangaben : Kalorien: 123, Eiweiß: 2 g, Kohlenhydrate: 30 g, Fett: 1 g.

Geröstetes Gemüse mit Tahini-Sauce.

Portionen: 4

Vorbereitungszeit: 10 Minuten.

Kochzeit: 30 Minuten.

Zutaten:

- 8 Tassen gemischtes Gemüse, darunter Zucchini, Paprika und Karotten.
- 2 Esslöffel Olivenöl.
- Salz nach Geschmack.
- 3 Esslöffel Tahini.
- Eine Knoblauchzehe, gehackt
- 4 Esslöffel Wasser (bei zu großer Konsistenz mehr hinzugeben).
- 3 1/2 Esslöffel Pinienkerne (optional)

Anweisungen:

- Heizen Sie Ihren Backofen auf 400°F (200°C) vor.
- Das Gemüse mit Olivenöl und Salz vermengen und auf einem Backblech verteilen.
- 30 Minuten braten, dann nach der Hälfte der Zeit drehen.
- Während des Bratens Tahini, Knoblauch und Wasser glatt rühren.
- Pinienkerne leicht rösten.
- Beträufeln Sie das Gemüse mit Tahini-Sauce und streuen Sie Pinienkerne darüber.

Nährwertangaben : Kalorien: 300, Eiweiß: 8 g, Kohlenhydrate: 35 g, Fett: 17 g.

<u>Karottenrisotto</u>

Portionen: 4

Vorbereitungszeit: 5 Minuten.

Kochzeit: 30 Minuten.

Zutaten:

- Ein Esslöffel Olivenöl.
- 1 kleine Zwiebel, grob gehackt
- 1 Tasse Arborio-Reis.
- Drei Tassen histaminarme Gemüsebrühe.
- 2 große Karotten püriert
- Salz nach Geschmack.

Anweisungen:

- Olivenöl in einer Pfanne erhitzen und die Zwiebel darin glasig dünsten.
- Reis hinzufügen und 2 Minuten köcheln lassen.
- Nach und nach die Brühe hinzufügen und verrühren, bis die Brühe aufgesogen ist.
- Die pürierten Karotten unterrühren und cremig köcheln lassen.
- Mit Salz würzen und warm servieren

Nährwertangaben : Kalorien: 210, Eiweiß: 4 g, Kohlenhydrate: 40 g, Fett: 3 g.

<u>**Süßkartoffelwaffeln.**</u>

Portionen: 4

Vorbereitungszeit: 10 Minuten.

Kochzeit: 15 Minuten.

Zutaten: 7

- Eine große Süßkartoffel, gekocht und zerstampft
- 2 Eier
- Eine halbe Tasse Reismilch
- Eine Tasse glutenfreies Mehl.
- Ein Teelöffel Backpulver.
- Eine Prise Salz.

Anweisungen:

- Das Waffeleisen vorheizen.
- Süßkartoffelpüree, Eier und Reismilch vermengen.
- Mehl, Backpulver und Salz mischen und glatt rühren.
- Den Teig in das Waffeleisen gießen und goldbraun backen.
- Mit verträglichen Belägen servieren

Nährwertangaben : Kalorien: 220, Eiweiß: 6 g, Kohlenhydrate: 40 g, Fett: 4 g.

Reiskuchen mit Aufstrich

Portionen: Zwei.

Vorbereitungszeit: 5 Minuten.

Zutaten:

- Zwei gewöhnliche Reiskuchen.
- 2 Esslöffel Macadamia-Nussbutter oder Sonnenblumenbutter.
- Als optionaler Belag können zerdrückte Blaubeeren und dünn geschnittene Äpfel verwendet werden.

Anweisungen:

- Streichen Sie 1 Esslöffel Macadamia- oder Sonnenblumenbutter auf jeden Reiskuchen.
- Fügen Sie nach Wunsch optionale Beläge hinzu.
- Sofort servieren.

Nährwertangaben : 180 Kalorien, 3 g Eiweiß, 20 g Kohlenhydrate und 10 g Fett.

Gesüßte Früchte mit niedrigem Histamingehalt

Portionen: 4

Vorbereitungszeit: 10 Minuten.

Zutaten:

- Eine Tasse Blaubeeren.
- Ein Apfel, gewürfelt
- Eine Birne, gewürfelt
- Optional: Mit Honig oder Kokoscreme beträufeln.

Anweisungen:

- Geben Sie Blaubeeren, Äpfel und Birnen in eine Servierschüssel.
- Nach Belieben mit Honig oder Kokoscreme beträufeln.
- Frisch servieren.

Nährwertangaben : 95 Kalorien, 1 g Protein, 25 g Kohlenhydrate und 0,5 g Fett.

Karottensticks mit histaminarmer Ranch.

Portionen: 4

Vorbereitungszeit: 10 Minuten.

Zutaten:

- 4 große Karotten, geschält und in Stifte geschnitten.
- Für das Ranch-Dressing:
- 1/2 Tasse Kokosjoghurt.
- Ein Esslöffel Olivenöl.
- 1 Teelöffel Apfelessig (optional)
- Frische Kräuter (Petersilie, Dill), fein gehackt.
- Salz nach Geschmack.

Anweisungen:

- Mischen Sie in einer kleinen Rührschüssel Kokosjoghurt, Olivenöl, Apfelessig (falls verwendet) und frische Kräuter.
- Mit Salz abschmecken.
- Servieren Sie Karottensticks mit Ranch-Dressing zum Dip.

Nährwertangaben : 70 Kalorien, 1 g Protein, 8 g Kohlenhydrate und 4 g Fett.

Butternusskürbis-Hummus

Portionen: 4

Vorbereitungszeit: 10 Minuten.

Kochzeit: 30 Minuten.

Zutaten:

- 250 Gramm Butternusskürbis, geröstet und püriert
- Eine viertel Tasse Basilikumblätter
- 1/2 Tasse Macadamianüsse.
- 2 Esslöffel Olivenöl.
- 1 Teelöffel Kreuzkümmel.
- 1/4 Teelöffel Meersalz.
- Optional: 1/2 Teelöffel Apfelessig oder Zitronensaft.

Anweisungen :

- Den Backofen auf 170 °C (340 °F) vorheizen. Den Butternusskürbis rösten, bis er weich ist.
- Geben Sie die Basilikumblätter in eine Küchenmaschine und verarbeiten Sie sie zu einer Paste.
- Macadamianüsse und Olivenöl dazugeben und glatt rühren.
- Gerösteten Kürbis, Kreuzkümmel, Salz und Apfelessig oder Zitronensaft (falls verwendet) untermischen. Mixen, bis alles gut vermischt ist.
- Als Dip oder Brotaufstrich servieren.

Nährwertangaben : Kalorien: 226; Eiweiß: 2 g; Kohlenhydrate: 20 g; Fett: 16 g.

Ingwer-Karotten-Apfel-Muffins

Portionen: 12 Muffins.

Vorbereitungszeit: 20 Minuten.

Kochzeit: 35 Minuten.

Zutaten:

- 1/2 Tasse Reis- oder Hafermilch.
- Ein Esslöffel Zitronensaft oder Apfelessig.
- Zwei mittelgroße Karotten, geraspelt
- Ein mittelgroßer Apfel, gerieben
- 1 Tasse gehackte Macadamianüsse.
- Ein und ein Drittel Tassen Buchweizenmehl
- Ein Esslöffel gemahlener Leinsamen.
- Zwei Esslöffel Tapiokamehl
- Ein Esslöffel gemahlener Ingwer
- 1 Teelöffel Backpulver (glutenfrei).
- 1/2 Teelöffel Natron
- 1/4 Teelöffel Salz.
- 3 Eier
- 3 EL und 1 TL Olivenöl
- 4 Esslöffel Honig.

Anweisungen:

- Den Backofen auf 180 °C (356 °F) vorheizen und ein Muffinblech mit Papierförmchen auslegen.
- Kombinieren Sie Reismilch mit Apfelessig, um „Buttermilch" herzustellen. Beiseite stellen.

- Buchweizenmehl, Leinsamen, Tapiokamehl, Natron, Backpulver, Salz und Ingwer vermischen.
- Mischen Sie in einer anderen Schüssel die Eier, das Olivenöl, den Honig und die Buttermilch.
- Kombinieren Sie feuchte und trockene Zutaten und mischen Sie dann Karotten, Äpfel und Nüsse unter.
- Den Teig auf die Muffinformen verteilen und backen, bis er fest und braun ist.
- In einem luftdichten Behälter aufbewahren oder einfrieren.

Nährwertangaben : Kalorien: 222, Eiweiß: 4 g, Kohlenhydrate: 33 g, Fett: 9 g

Gerösteter Zucchini-Dip

Portionen: Sechs.

Vorbereitungszeit: 5 Minuten.

Kochzeit: 15 Minuten.

Zutaten:

- Fünf Zucchini.
- Drei Knoblauchzehen.
- Ein Drittel Tasse natives Olivenöl extra
- Eine Tasse Basilikum- oder Korianderblätter.
- Ein Teelöffel Meersalz.
- 1/4 TL schwarzer oder weißer Pfeffer.

Anweisungen:

- Heizen Sie den Ofen auf 200 °C (390 °F) vor.
- Die Zucchini schälen und Deckel und Boden abschneiden.
- Zucchini in ½ Zoll dicke Streifen schneiden, mit Olivenöl beträufeln und mit ganzen Knoblauchzehen in eine Bratpfanne geben.
- Braten, bis es weich ist (ca. 15 Minuten).
- Mischen Sie in einer Küchenmaschine oder einem Mixer die geröstete Zucchini, Olivenöl, Knoblauch, Basilikumblätter und Salz.
- Pulsieren, bis ein dickes Püree entsteht.
- Warm servieren oder im Kühlschrank aufbewahren

Nährwertangaben : Kalorien: 136 kcal, Kohlenhydrate: 6 g, Eiweiß: 2 g, Fett: 13 g, Ballaststoffe: 2 g

Haferkekse mit Apfel-Gewürz

Portionsgröße: 12 Kekse.

Vorbereitungszeit: 10 Minuten.

Kochzeit: 15 Minuten.

Zutaten:

- Eine Tasse glutenfreies Mehl.
- 1,5 Tassen Hafer (idealerweise gerollt)
- 2 Teelöffel Backpulver.
- Ein Teelöffel gemahlener Ingwer
- 1/4 Teelöffel Meersalz.
- 1/4 Tasse Macadamianüsse, gehackt
- Zwei Esslöffel gemahlene Leinsamen
- Ein Ei oder Chia-Ei.
- Eine halbe Tasse Kokoszucker
- 1/2 Tasse Kokosöl, geschmolzen
- 1 Apfel, grob gehackt.

Anweisungen:

- Heizen Sie den Ofen auf 180 °C (350 °F) vor und legen Sie ein Backblech mit Backpapier aus.
- Geben Sie Mehl, Hafer, Backpulver, Ingwer, Meersalz und Macadamianüsse in eine große Rührschüssel.
- Mischen Sie in einer separaten Schüssel den gemahlenen Flachs, das Ei, den Kokoszucker, das geschmolzene Kokosöl und den gewürfelten Apfel.
- Aus den feuchten und trockenen Zutaten einen Teig herstellen.

- Mit einem Löffel einer 1/4 Tasse Teigbällchen auf das Backblech geben und leicht andrücken.
- 15 Minuten backen und vor dem Servieren abkühlen lassen

Nährwertangaben : Kalorien: 277 kcal, Kohlenhydrate: 27 g, Eiweiß: 3 g, Fett: 13 g

Hausgemachte Pommes Frites

Portionen: 4

Vorbereitungszeit: 10 Minuten.

Kochzeit: 30 Minuten.

Zutaten:

- Gebackenen Kartoffeln
- Schmalz oder hochhitzebeständiges Fett (raffiniertes Avocadoöl, raffiniertes Kokosöl, Talg, Ghee oder Butter).
- Getrockneter Rosmarin und Knoblauch (optional).

Anweisungen:

- Kartoffeln waschen und in Pommes schneiden.
- Fett und optionale Gewürze dazugeben.
- Bei 230 °C (450 °F) knusprig backen

<u>Süßkartoffeln</u>

Portionen: 4

Vorbereitungszeit: 5 Minuten.

Kochzeit: 30 Minuten.

Zutaten:

- Süßkartoffeln
- Olivenöl.
- Salz

Anweisungen :

- Heizen Sie den Backofen auf 205 °C (400 °F) vor.
- Süßkartoffeln waschen und in Scheiben schneiden.
- Auf ein Backblech legen, mit Öl beträufeln und mit Salz würzen.
- Braten, bis es weich ist.

Gemüse mit histaminarmen Salatdressings

Zutaten:

- Histaminarmes Gemüse Ihrer Wahl.
- Olivenöl.
- Kräuter und Gewürze nach Verträglichkeit.

Anweisungen:

- Bereiten Sie Ihr gewünschtes Gemüse vor.
- Aus Olivenöl, Kräutern und Gewürzen ein Dressing zubereiten.
- Gemüse mit Dressing vermengen und servieren.

Pistazien-Schwarzkümmel-Halva.

Portionen: acht.

Vorbereitungszeit: 5 Minuten.

3 Stunden lang einfrieren.

Zutaten:

- 85 g Pistazien.
- Eine halbe Tasse Ahornsirup
- Eine Tasse helles Tahini.

Anweisungen :

- Den Backofen auf 180 °C vorheizen. Die Pistazien etwa 8 Minuten rösten, bis sie goldbraun sind.
- Ahornsirup in einem Topf zum Kochen bringen und 2–3 Minuten sprudeln lassen.
- Vom Herd nehmen und das Tahini unterrühren, bis die Masse glatt und fest ist.
- Die gehackten Pistazien unterrühren.
- Ein kleines Backblech mit Backpapier auslegen und die Zutaten gleichmäßig verteilen.
- Zum Festwerden etwa 3 Stunden einfrieren. Dann klein schneiden und servieren.

Nährwertangaben : Kalorien: 300, Protein: 8 g, Kohlenhydrate: 18 g, Fett: 23 g

<u>Kandierte Nüsse oder Samen</u>

Portionen: 4

Vorbereitungszeit: 5 Minuten.

Kochzeit: 20 Minuten.

Zutaten:

- 1 Tasse Nüsse oder Samen Ihrer Wahl.
- 2 TL histaminarmer Süßstoff (z.B. Ahornsirup)
- Eine Prise Salz.

Anweisungen :

- Heizen Sie den Ofen auf 175 °C (350 °F) vor.
- Mischen Sie in einer Schüssel Nüsse oder Samen, Süßstoff und Salz.
- Auf ein Backblech legen und backen, bis es geröstet ist

Nährwertangaben: Kalorien: 180, Eiweiß: 5g, Kohlenhydrate: 8g, Fett: 16g.

<u>Cremiger veganer Fruchtdip.</u>

Portionen: acht.

Vorbereitungszeit: 5 Minuten.

Zutaten:

- Eine halbe Tasse Mandelbutter
- Eine halbe Tasse Kokoscreme
- Ein Esslöffel Ahornsirup.
- 1/2 Teelöffel Vanillepulver.

Anweisungen:

- In einer Rührschüssel Mandelbutter, Kokoscreme, Ahornsirup und Vanillepulver glatt rühren.
- Dazu frische Obstscheiben reichen

Nährwertangaben : Kalorien: 150, Protein: 4 g, Kohlenhydrate: 7 g, Fett: 13 g

<u>Einfacher hausgemachter Pfefferminzsirup</u>

Portionen: 16

Vorbereitungszeit: 5 Minuten.

Kochzeit: 5 Minuten.

Zutaten:

- Eine Tasse Wasser.
- 1 Tasse Süßstoff mit niedrigem Histamingehalt (wie etwa Allulose)
- 1 Teelöffel Pfefferminz-Extrakt.

Anweisungen:

- Wasser und Süßstoff in einem Topf erhitzen, bis sie sich aufgelöst haben.
- Vom Herd nehmen und das Pfefferminz-Extrakt hinzufügen.
- Vor Gebrauch abkühlen lassen

Nährwertangaben : Kalorien: 50, Eiweiß: 0 g, Kohlenhydrate: 13 g und Fett: 0 g.

<u>Einfacher Safransirup</u>

Portionen: 16

Vorbereitungszeit: 5 Minuten.

Kochzeit: 5 Minuten.

Zutaten:

- Eine Tasse Wasser.
- 1 Tasse Süßstoff mit niedrigem Histamingehalt (wie etwa Allulose)
- 1 Prise Safranfäden

Anweisungen:

- Alle Zutaten in einem Topf vermischen und zum Kochen bringen.
- Reduzieren Sie die Hitze und lassen Sie alles köcheln, bis sich der Zucker auflöst und der Sirup mit Safran angereichert ist.
- Auf Zimmertemperatur abkühlen lassen

Nährwertangaben : Kalorien: 50, Eiweiß: 0 g, Kohlenhydrate: 13 g und Fett: 0 g.

<u>**Einfacher Kardamom-Sirup**</u>

Portionen: 16

Vorbereitungszeit: 5 Minuten.

Kochzeit: 15 Minuten.

Zutaten:

- Eine Tasse Wasser.
- Eine Tasse granulierter Süßstoff (Allulose oder Mönchsfruchtmischung).
- 1 Esslöffel Kardamomsamen, fein gemahlen

Anweisungen:

- Optional: Kardamomsamen 3–5 Minuten bei niedriger Hitze rösten.
- Erhitzen Sie Wasser in einem Topf, bis es köchelt.
- Den Süßstoff hinzufügen, umrühren, bis er sich aufgelöst hat, und dann leicht erhitzen.
- Die Kardamomsamen hinzufügen und bei niedriger Hitze 10 Minuten unter regelmäßigem Umrühren kochen.
- Vom Herd nehmen und 15–20 Minuten ziehen lassen.
- Abseihen und in einen luftdichten Behälter geben.

Nährwertangaben : Kalorien: 50, Eiweiß: 0 g, Kohlenhydrate: 13 g und Fett: 0 g.

<u>**Einfaches Rezept für kandierte Macadamianüsse**</u>

Portionen: 4

Vorbereitungszeit: 5 Minuten.

Kochzeit: 10 Minuten.

Zutaten:

- Eine Tasse rohe Macadamianüsse.
- 1,5 Teelöffel Süßstoff mit niedrigem Histamingehalt (Tapiokasirup oder Honig).
- Eine Prise Salz.

Anweisungen :

- Heizen Sie den Ofen auf 130 °C (285 °F) vor.
- Streuen Sie in einer Schüssel Sirup oder Honig über die Nüsse.
- Mit der Süßstoffmischung und dem Salz überziehen.
- Backen, bis es karamellisiert ist.

Nährwertangaben: Kalorien: 204, Eiweiß: 2 g, Kohlenhydrate: 4 g, Fett: 21 g.

<u>Einfacher Chia- und Leinsamenpudding</u>

Portionen: Zwei.

Vorbereitungszeit: 5 Minuten.

Zutaten:

- 1 Tasse Pflanzenmilch (Macadamia, Kokosnuss)
- 2 Esslöffel Chiasamen.
- 2 Esslöffel Leinsamenmehl.
- Ein Teelöffel Vanillepulver.
- Ein Süßungsmittel nach Geschmack (Honig oder Ahornsirup)

Anweisungen :

- Geben Sie alle Zutaten in eine Rührschüssel und rühren Sie etwa eine Minute lang um.
- In einen Glasbehälter umfüllen und für eine Stunde oder länger im Kühlschrank fest werden lassen

Nährwertangaben : Kalorien: 150, Eiweiß: 4 g, Kohlenhydrate: 13 g, Fett: 9 g.

Vanille-Kokos-Leinsamenpudding

Portionen: Zwei.

Vorbereitungszeit: 5 Minuten.

Zutaten:

- 1 Tasse Pflanzenmilch (Macadamia, Kokosnuss)
- 2 Esslöffel Leinsamenmehl.
- Ein Süßungsmittel nach Geschmack (Honig oder Ahornsirup)
- Ein Teelöffel Vanillepulver.
- Optional: Kokoschips.

Anweisungen :

- Milch, Leinsamenmehl, Süßstoff, Vanillepulver und Kokoschips (falls verwendet) in einer Rührschüssel vermengen.
- In einen Behälter gießen und mindestens eine Stunde lang im Kühlschrank fest werden lassen.

Nährwertangaben : Kalorien: 150, Protein: 3 g, Kohlenhydrate: 11 g, Fett: 11 g.

28-Tage-Ernährungsplan

Woche 1:

Tag 1:

- Frühstück: Haferflocken.
- Mittagessen: Süßkartoffel-Karottensuppe mit Ingwer.
- Abendessen: Nudeln mit Pistazien, Zucchini und Minze.
- Snack: Reiskuchen und Aufstrich
- Dessert: Pistazien-Schwarzkümmel-Halva.

Tag 2:

- Frühstück: Proteinreiche Blaubeer-Smoothie-Bowl.
- Mittagessen: Einfach pürierter Rettich.
- Abendessen: Gerösteter Blumenkohl.
- Snack: Gesüßte histaminarme Früchte
- Dessert: kandierte Nüsse oder Samen.

Tag 3:

- Frühstück: veganes Granola mit gesalzenem Karamell.
- Mittagessen: Geröstete Spaghettikürbis-Boote.
- Abendessen: Süßkartoffeltoast.
- Snack: Karottensticks mit histaminarmem Ranch-Sandwich.
- Dessert: Cremiger veganer Fruchtdip.

Tag 4:

- Frühstück: Histaminarmer Apfelkuchen-Smoothie.
- Mittagessen: Pikanter sautierter Butternusskürbis.
- Abendessen: Einfaches Kräuterhirse
- Snack: Butternusskürbis-Hummus.
- Dessert: Einfacher hausgemachter Pfefferminzsirup

Tag 5:

- Frühstück: Flauschige, vegane Grüne Monster-Grünkohl-Pfannkuchen.
- Mittagessen: Microgreen-Salat mit frischem Ingwer-Dressing.
- Abendessen: Kürbissuppe.
- Snack: Ingwer-Karotten-Apfel-Muffins
- Dessert: Einfacher Safransirup

Tag 6:

- Frühstück: Histaminarmer Brombeer-Smoothie mit Mangold
- Mittagessen: Cremige Eintopf-Kokos-Ingwer-Karottensuppe.
- Abendessen: Geröstetes Gemüse mit Tahini-Sauce.
- Snack: Dip aus gerösteten Zucchini.
- Dessert: Einfacher Kardamom-Sirup

Tag 7:

- Frühstück: Eine Mango-Moringa-Smoothie-Bowl.
- Mittagessen: Gebackene knusprige Kurkuma-Kartoffeln
- Abendessen: Karottenrisotto.
- Snack: Haferkekse mit Apfel-Gewürz.
- Dessert: Einfaches Rezept für kandierte Macadamianüsse

Woche 2:

Tag 8:

- Frühstück: Haferflocken.
- Mittagessen: Süßkartoffel-Karottensuppe mit Ingwer.
- Abendessen: Nudeln mit Pistazien, Zucchini und Minze.
- Snack: Reiskuchen und Aufstrich
- Dessert: Pistazien-Schwarzkümmel-Halva.

Tag 9:

- Frühstück: Proteinreiche Blaubeer-Smoothie-Bowl.
- Mittagessen: Einfach pürierter Rettich.
- Abendessen: Gerösteter Blumenkohl.
- Snack: Gesüßte histaminarme Früchte
- Dessert: kandierte Nüsse oder Samen.

Tag 10:

- Frühstück: veganes Granola mit gesalzenem Karamell.
- Mittagessen: Geröstete Spaghettikürbis-Boote.
- Abendessen: Süßkartoffeltoast.
- Snack: Karottensticks mit histaminarmem Ranch-Sandwich.
- Dessert: cremiger veganer Fruchtdip.

Tag 11:

- Frühstück: Histaminarmer Apfelkuchen-Smoothie.
- Mittagessen: Pikanter sautierter Butternusskürbis.
- Abendessen: Einfaches Kräuterhirse
- Snack: Butternusskürbis-Hummus.
- Dessert: Einfacher hausgemachter Pfefferminzsirup

Tag 12:

- Frühstück: Flauschige, vegane Grüne Monster-Grünkohl-Pfannkuchen.
- Mittagessen: Microgreen-Salat mit frischem Ingwer-Dressing.
- Abendessen: Kürbissuppe.
- Snack: Ingwer-Karotten-Apfel-Muffins
- Dessert: Einfacher Safransirup

Tag 13:

- Frühstück: Histaminarmer Brombeer-Smoothie mit Mangold
- Mittagessen: Cremige Eintopf-Kokos-Ingwer-Karottensuppe.
- Abendessen: Geröstetes Gemüse mit Tahini-Sauce.
- Snack: Dip aus gerösteten Zucchini.
- Dessert: Einfacher Kardamom-Sirup

Tag 14:

- Frühstück: eine Mango-Moringa-Smoothie-Bowl.
- Mittagessen: Gebackene knusprige Kurkuma-Kartoffeln
- Abendessen: Karottenrisotto.
- Snack: Haferkekse mit Apfel-Gewürz.
- Dessert: Einfaches Rezept für kandierte Macadamianüsse

Woche 3:

Tag 15:

- Frühstück: hausgemachtes Müsli.
- Mittagessen: Granatapfel-Sumach-Salatdressing mit gemischtem Blattgemüse.
- Abendessen: Süßkartoffelwaffeln.
- Snack: Hausgemachte Pommes Frites.
- Dessert: Einfacher Chia- und Leinsamenpudding

Tag 16:

- Frühstück: Hafermilch-Pfannkuchen
- Zum Mittagessen gibt es Süßkartoffel-Karottensuppe mit Ingwer.
- Abendessen: Geröstetes Gemüse mit Tahini-Sauce.
- Snack: Süßkartoffeln.
- Dessert: Vanille-Kokos-Leinsamenpudding.

Tag 17:

- Frühstück: Histaminarme Waffeln
- Mittagessen: Einfache Crêpes aus Kastanienmehl
- Abendessen: Karottenrisotto.
- Snack: Gemüse mit histaminarmem Salatdressing.
- Dessert: Pistazien-Schwarzkümmel-Halva.

Tag 18:

- Frühstück: Proteinreiche Blaubeer-Smoothie-Bowl.
- Mittagessen: Einfach pürierter Rettich.
- Abendessen: Gerösteter Blumenkohl.
- Snack: Reiskuchen und Aufstrich

- Dessert: kandierte Nüsse oder Samen.

Tag 19:

- Frühstück: veganes Granola mit gesalzenem Karamell.
- Mittagessen: Geröstete Spaghettikürbis-Boote.
- Abendessen: Süßkartoffeltoast.
- Snack: Gesüßte histaminarme Früchte
- Dessert: cremiger veganer Fruchtdip.

Tag 20:

- Frühstück: Histaminarmer Apfelkuchen-Smoothie.
- Mittagessen: Pikanter sautierter Butternusskürbis.
- Abendessen: Einfaches Kräuterhirse
- Snack: Karottensticks mit histaminarmem Ranch-Sandwich.
- Dessert: Einfacher hausgemachter Pfefferminzsirup

Tag 21:

- Frühstück: Flauschige, vegane Grüne Monster-Grünkohl-Pfannkuchen.
- Mittagessen: Microgreen-Salat mit frischem Ingwer-Dressing.
- Abendessen: Kürbissuppe.
- Snack: Butternusskürbis-Hummus.
- Dessert: Einfacher Safransirup

Woche 4:

Tag 22:

- Frühstück: Hafermilch-Pfannkuchen
- Mittagessen: Granatapfel-Sumach-Salatdressing mit gemischtem Blattgemüse.
- Abendessen: Süßkartoffelwaffeln.
- Snack: Hausgemachte Pommes Frites.
- Dessert: Einfacher Chia- und Leinsamenpudding

Tag 23:

- Frühstück: Histaminarme Waffeln
- Mittagessen: Süßkartoffel-Karottensuppe mit Ingwer.
- Abendessen: Geröstetes Gemüse mit Tahini-Sauce.
- Snack: Süßkartoffeln.
- Dessert: Vanille-Kokos-Leinsamenpudding.

Tag 24:

- Frühstück: Proteinreiche Blaubeer-Smoothie-Bowl.
- Mittagessen: Einfach pürierter Rettich.
- Abendessen: Gerösteter Blumenkohl.
- Snack: Reiskuchen und Aufstrich
- Dessert: kandierte Nüsse oder Samen.

Tag 25:

- Frühstück: veganes Granola mit gesalzenem Karamell.
- Mittagessen: Geröstete Spaghettikürbis-Boote.
- Abendessen: Süßkartoffeltoast.
- Snack: Gesüßte histaminarme Früchte
- Dessert: cremiger veganer Fruchtdip.

Tag 26:

- Frühstück: Histaminarmer Apfelkuchen-Smoothie.
- Mittagessen: Pikanter sautierter Butternusskürbis.
- Abendessen: Einfaches Kräuterhirse
- Snack: Karottensticks mit histaminarmem Ranch-Sandwich.
- Dessert: Einfacher hausgemachter Pfefferminzsirup

Tag 27:

- Frühstück: Flauschige, vegane Grüne Monster-Grünkohl-Pfannkuchen.
- Mittagessen: Microgreen-Salat mit frischem Ingwer-Dressing.
- Abendessen: Kürbissuppe.
- Snack: Butternusskürbis-Hummus.
- Dessert: Einfacher Safransirup

Tag 28:

- Frühstück: Histaminarmer Brombeer-Smoothie mit Mangold
- Mittagessen: Cremige Eintopf-Kokos-Ingwer-Karottensuppe.
- Abendessen: Geröstetes Gemüse mit Tahini-Sauce.
- Snack: Dip aus gerösteten Zucchini.
- Dessert: Einfacher Kardamom-Sirup

<u>Tipps fürs Auswärtsessen</u>

Auswärts essen zu gehen, während Sie eine histaminarme Diät einhalten, kann schwierig sein, aber mit sorgfältiger Planung und Kommunikation können Sie trotzdem eine Mahlzeit in einem Restaurant genießen. Hier sind einige Ideen, die Ihnen helfen, sicher auswärts zu essen:

- **Informieren Sie sich über das Restaurant** : Bevor Sie ausgehen, schauen Sie sich die Speisekarte des Restaurants online an, um zu sehen, ob es histaminarme Optionen gibt. Sie können auch vorher anrufen und fragen, ob Ihre Ernährungsbedürfnisse erfüllt werden können.

- **Sprechen Sie mit dem Personal** : Informieren Sie den Kellner oder Koch gleich bei Ihrer Ankunft über Ihre Ernährungseinschränkungen. Erklären Sie, was Histaminintoleranz ist und welche Lebensmittel Sie meiden sollten.

- **Vermeiden Sie bestimmte Lebensmittel:** Gereifte, fermentierte und verarbeitete Lebensmittel enthalten oft viel Histamin. Dazu gehören gereifter Käse, Wein, geräuchertes Fleisch und einige Fischsorten.

- **Bringen Sie Ihre eigenen Snacks mit** : Wenn Sie wegen der Menüauswahl Bedenken haben, bringen Sie als Ersatz ein paar histaminarme Snacks mit.

- **Wählen Sie einfache Gerichte:** Rezepte mit weniger Zutaten enthalten weniger versteckte Histamine. Gegrilltes Fleisch und gekochtes Gemüse sind oft eine sichere Wahl.

- **Bitten Sie um Ersatz** : Scheuen Sie sich nicht, nach Ersatz zu fragen. Bitten Sie um frische Kräuter statt Gewürzmischungen oder Olivenöl und Essig statt Fertigdressings.

- **Führen Sie eine Histaminliste mit sich** : Verwenden Sie bei der Bestellung eine Liste histaminreicher Mahlzeiten als Referenz.

- **Vergessen Sie Ihre Medikamente nicht** : Wenn Ihnen Medikamente gegen Histaminüberempfindlichkeit verschrieben wurden, bewahren Sie diese für den Fall eines unbeabsichtigten Kontakts bei sich auf1.

- **Tun Sie etwas Beruhigendes** : Stress kann die Symptome einer Histaminintoleranz verschlimmern. Versuchen Sie daher, vor und während Ihrer Mahlzeit zu entspannen3.

- **Denken Sie anders** : Anstatt sich auf die Grenzen zu konzentrieren, sollten Sie das Essengehen als eine Gelegenheit betrachten, neue, sichere Gerichte zu probieren und gleichzeitig die soziale Erfahrung zu genießen.

Denken Sie daran, dass eine gute Kommunikation unerlässlich ist, und zögern Sie nicht, nach dem zu fragen, was Sie brauchen. Die meisten Restaurants sind bereit, auf Ernährungseinschränkungen einzugehen, um ihren Kunden ein positives Esserlebnis zu bieten.

Umgang mit Symptomen und Krankheitsschüben

Die Behandlung von Symptomen und Schüben im Zusammenhang mit Histaminintoleranz erfordert eine Kombination aus Ernährungsumstellung, Lebensstiländerungen und möglicherweise Medikamenten. Hier sind einige Techniken zur Behandlung der Symptome:

- **Auslöser erkennen und vermeiden** : Führen Sie ein ausführliches Ernährungstagebuch, um Ihre Essgewohnheiten und auftretende Symptome aufzuzeichnen. Dies kann Ihnen dabei helfen, Nahrungsmittel zu erkennen und zu vermeiden, die Symptome verursachen.
- **Ernährungsumstellung** : Achten Sie auf eine histaminarme Ernährung und vermeiden Sie histaminreiche Lebensmittel wie gereiften Käse, Wurstwaren, fermentierte Lebensmittel und Alkohol. Konzentrieren Sie sich stattdessen auf frische, unverfälschte Lebensmittel.
- **Medikamente** : Medikamente wie Antihistaminika können die Symptome lindern, wenn sie von einem Arzt verschrieben werden. Tragen Sie Ihre Medikamente immer bei sich, für den Fall eines versehentlichen Kontakts.
- **Stressbewältigung** : Stress kann die Symptome verschlimmern. Integrieren Sie daher stressabbauende Aktivitäten in Ihren Alltag, beispielsweise Meditation, Yoga oder tiefes Atmen.
- **Kältetherapie:** Das Auflegen eines Eisbeutels auf Kopf oder Rücken kann die Reaktion des Körpers beruhigen, indem es die Erweiterung der Blutgefäße und das Wärmegefühl verringert.
- **Passen Sie Ihre Ernährung an** : Ändern Sie auf der Grundlage Ihrer Beobachtungen aus dem Ernährungstagebuch die Menge und Häufigkeit bestimmter Lebensmittel, um ein gesundes Gleichgewicht zu erhalten.

- **Konsultieren Sie einen Ernährungsberater:** Erstellen Sie mit Hilfe eines Ernährungsberaters, der sich mit Histaminintoleranz auskennt, einen speziellen Ernährungsplan.

- **Kochen zu Hause: Wer** seine Mahlzeiten selbst zubereitet, hat Kontrolle über die Zutaten und kann sicher sein, dass die Speisen frisch und histaminarm sind.

- **Nahrungsergänzungsmittel** : Manche Menschen können von der Einnahme von Vitamin C und Quercetin profitieren, da diese zur Stabilisierung der Mastzellen und zur Minimierung der Histaminausschüttung beitragen können. Konsultieren Sie vor der Einnahme von Nahrungsergänzungsmitteln einen Arzt.

- **Bleiben Sie informiert** : Bleiben Sie über die neuesten Forschungsergebnisse und Vorschläge zur Behandlung von Histaminintoleranz auf dem Laufenden.

ABSCHLUSS

Wir nähern uns nun dem Ende dieser kulinarischen Reise und ich hoffe, dass Ihnen „Das histaminarme Kochbuch" nicht nur eine Auswahl leckerer Gerichte präsentiert hat, sondern auch einen Leitfaden, mit dem Sie Ihre Diät selbstbewusst und kreativ meistern können. Jedes Gericht wurde sorgfältig entwickelt, wobei die Ausgewogenheit und Vielfalt berücksichtigt wurden, die erforderlich sind, um jede Mahlzeit sicher und genießbar zu machen.

Ihre Gesundheit und Ihr Wohlbefinden stehen bei dieser Arbeit im Vordergrund und ich hoffe aufrichtig, dass dieses Kochbuch zu einem wertvollen Werkzeug in Ihrer Küche wird, das Ihnen dabei hilft, Ihre Histaminintoleranz in den Griff zu bekommen und Essen in vollen Zügen zu genießen.

Wenn Ihnen diese Rezepte gefallen und gefallen haben, würde ich mich über eine positive Rückmeldung oder eine ehrliche Bewertung freuen. Ihre Ansichten und Erfahrungen sind nicht nur für mich, sondern auch für andere auf ähnlichen Ernährungswegen von entscheidender Bedeutung. Indem Sie Ihre Meinung teilen, können Sie eine Community aufbauen, die Unterstützung und Informationen bietet, was für uns alle auf diesem Weg von entscheidender Bedeutung ist.

Vielen Dank, dass Sie dieses Kochbuch zu einem Teil Ihrer kulinarischen Reise gemacht haben. Mögen Ihre Mahlzeiten Ihnen schmecken, Ihre Symptome beherrschbar sein und Ihre Tage erfüllt sein mit den einfachen Freuden köstlicher Küche.